UN MOT

SUR

LA MÉDECINE CURATIVE,

DE LE ROY;

Par P. DANEY,

(de Gujan, département de la Gironde,)
ÉTUDIANT EN MÉDECINE A PARIS.

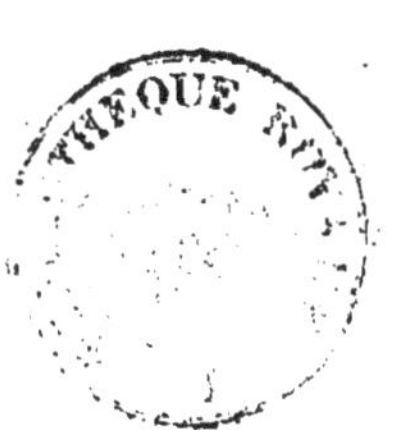

PARIS.

DE L'IMPRIMERIE DE DAVID, RUE DU POT-DE-FER, N°. 14.

1823

A MONSIEUR

HAMEAU,

MÉDECIN, A LA TESTE-DE-BUCH.

Comme un témoignage d'attachement et de
reconnaissance.

AVANT-PROPOS.

Je voulais d'abord suivre tous les articles de la Médecine *curative* et les réfuter successivement, mais j'ai pensé depuis que, pour la réduire à sa juste valeur, il me suffirait d'indiquer la fausseté du principe sur lequel elle repose : dès que les fondemens d'un édifice sont détruits, celui-ci s'écroule et tombe de lui-même.

Je prouverai que les maladies ne dépendent pas toujours des humeurs.

Je démontrerai que le sang peut être altéré sans que les humeurs le soient. Je ferai connaître les dangers de la méthode de Le Roy. Je parlerai enfin de le nécessité de la saignée.

UN MOT

SUR

LA MÉDECINE CURATIVE.

1° Toutes les maladies ne viennent point des
humeurs.

Veut-on un exemple frappant de cette vé-
rité, on l'a dans cette maladie dite du *pays*
(nostalgie) dont les jeunes gens, surtout, sont
fréquemment atteints lorsque, pour la pre-
mière fois, ils se trouvent placés sur un sol
éloigné de celui qui les a vus naître. On ne
dira pas sans doute que la cause de cette maladie est dans les humeurs, puisque pour la
dissiper il suffit d'aller respirer l'air natal.

Si l'on réfléchissait un peu, on compren-
drait facilement que toutes les maladies ne
sauraient dépendre des humeurs, et qu'il doit

exister plus d'un moyen de les guérir. Des milliers de faits ne nous apprennent-ils pas que des circonstances sans nombre, entièrement étrangères aux *humeurs*, déterminent des maladies? Fixe-t-on, par exemple, le soleil pendant un certain temps, on est d'abord ébloui de l'éclat de sa lumière, et si, malgré les impressions désagréables qu'elle fait sur nos yeux, on persiste à la regarder, ces organes sont bientôt irrités, leur texture délicate et fine s'enflamme, une ophtalmie a lieu. N'est-il pas évident que la cause de cette maladie existait hors de nous; qu'elle n'était ni dans nos humeurs, ni dans nos yeux, et qu'elle ne peut raisonnablement être attribuée qu'à l'action irritante d'une lumière trop vive? Je pourrais en dire autant des plaies, des contusions, des fractures et de toutes les maladies occasionnées par un agent mécanique ou chimique, qui portent souvent dans l'économie animael des principes destructeurs dont la cause externe est trop palpable, pour ne pas tomber sous le sens même de notre *guérisseur*. Cependant Le Roy nous dit gravement que nous ne sommes malades que parce que nos humeurs sont *corrompues*, sans s'apercevoir, je me plais à le croire, qu'il prend l'effet pour la cause, car nos humeurs ne sont ordinairement *corrompues* que parce que nous sommes malades. Ce n'est donc pas la *corruption des humeurs* qui est la cause des maladies, ce sont les maladies qui sont la cause de la *corruption des humeurs* et celles-ci, dans la plupart des cas, n'affectent que secondairement. C'est ainsi, par exemple, qu'à la suite d'une pleurésie, il se forme quelquefois des épanchemens de pus ou de sérosité, qui, par leur séjour trop prolongé, se vicient, détruisent les parties avec lesquelles ils sont en rapport, et donnent lieu à la mort, si la nature ou l'art, ne prévient, par un procédé heureux, ce résultat funeste.

2° Le sang peut être altéré sans que les humeurs le soient.

Est-on forcé par quelque circonstance particulière à se nourrir une ou plusieurs fois d'alimens qui ont déjà subi un commencement de fermentation putride, rien n'empêche que le chyle qui en résulte, ne puisse facilement porter au sang avec lequel il ne tarde pas à se mêler, un principe délétère capable de produire des accidens plus ou moins graves. Bichat, enlevé trop tôt à la science, remarque en effet, dans son bel ouvrage sur l'anatomie générale, que le chyle peut se charger d'une foule de substances étrangères, et porter dans le sang des principes funestes de maladies.

Qui soutiendra que dans une maladie épidémique le sang ne soit pas le premier fluide du corps humain frappé du principe contagieux? En effet, n'est-ce pas dans l'air que nous respirons que ce principe est tenu comme en suspension, et n'est-ce pas l'air qui, introduit dans nos organes, donne au sang ses propriétés vitales? ceci est irréfragable. Or, si l'air porté dans nos organes est chargé d'un miasme quelconque, n'est-il pas évident que le changement qu'il fera éprouver au sang altérera sa nature? Les vaisseaux absorbans cutanés jouent aussi, comme on sait, un grand rôle dans la production des maladies contagieuses.

3° Des dangers de la méthode de Le Roy.

Le Roy prescrit d'abondantes évacuations

dans toutes les maladies (*). Quel étrange et dangereux procédé! Ne sait-on pas, en effet, que les purgations répétées, dans quelque cas qu'on les fasse, diminuent la sensibilité de l'estomac et des intestins; qu'elles affaiblissent par conséquent ces organes, de telle sorte même que le premier est incapable de supporter et bien plus de digérer les alimens les plus légers et les plus rapides? delà naît un épuisement inévitable qui nécessite une longue convalescence. Heureux encore si l'on

---

(*) Qui ne sait que toujours celui qui a fait la découverte d'un remède quelconque, l'a cru bon pour guérir toutes les maladies, dès qu'il l'a vu réussir dans quelques cas indéterminés? La magnésie a été regardée comme un médicament universel; la carotte, les poudres d'Hailleau ont joui de la même réputation; une foule de lettres en préconisaient les effets, mais l'expérience, exerçant à loisir une impitoyable censure, a prouvé incontestablement combien était vaine la prétention de leurs auteurs. Je dois dire ici qu'une personne venue de la Martinique où le remède de Le Roy fesait grand bruit, si l'on en croit quelques lettres, m'a assuré que la police de cette île en avait défendu l'usage. On comprendra facilement pourquoi.

Voici encore ce que l'on trouve dans la Gazette de santé du 5 janvier 1823. «Le docteur *Suchet* rapporte, dans le *Journal complémentaire*, l'observation d'un homme tué en douze heures de temps, par le remède du nommé *Le Roy*,

recouvre sa santé et ses forces! la cachexie en est le plus souvent la suite...

Si l'on purge dès le début d'une maladie bilieuse, on peut, ainsi que le savant Alibert l'a dit dans ses leçons de matière médicale, la changer en une maladie putride très-grave.

Mais veut-on encore un exemple notable des dangers de la méthode que je blâme et de l'ignorance de son auteur, on l'a en la page 295 de son ouvrage, où il est dit que si l'on a des démangeaisons ou des boutons à la peau il faut se purger.

Et qui n'a point eu et n'a au retour du printemps ou de l'été, des éruptions ou échauboulures, c'est-à-dire, de petits boutons, soit au dos, aux épaules, à la poitrine et quelquefois même partout le corps, et qui ne sont véritablement que l'effet de la sueur (l'hydroa)?

Ne sait-on pas que les bains que Le Roy condamne (comme tous les moyens thérapeu-

---

gendre de feu *Pelgas*, vendu par le sieur *Cottin*, gendre du sieur Le Roy. Tout le monde sait que le ditrémède a tué la femme dudit Le Roy, comme nous l'avons annoncé l'année dernière. »

tiques et hygiéniques dont les bons effets sont reconnus de temps immémorial), pris dans cette saison (l'été) sont très-salutaires en excitant la peau qui se couvre de petits boutons qui, malgré leurs vives démangeaisons, ont bien leur douceur? Il serait au moins imprudent ici d'administrer des vomitifs ou des purgatifs pour faire disparaître cette éruption, car on aurait à craindre une métastase funeste si elle avait lieu dans un organe important à la vie. Et combien d'ailleurs n'y a-t-il pas d'exemples de maladies de la peau dont la répercussion a fait périr les malades?

4° De la nécessité de la saignée.

N'est-il pas prouvé par l'expérience que l'apoplexie où la fièvre se prolonge est presque toujours mortelle? La frénésie (inflammation d'une membrane appelé arachnoïde), la pneumonie (inflammation du poumon), le sont aussi constamment par les progrès de l'inflammation. Les douleurs de tête très-aigües dans la fièvre inflammatoire, et à la suite d'insolation, donnent lieu à la frénésie à laquelle succède bientôt l'apoplexie. Or, dans toutes ces maladies, la saignée, faite au commencement, guerit. Dans une ophtalmie intense, lorsqu'une hémorragie nasale se déclare, on voit bientôt l'inflammation disparaître.

Qui ne sait que ce qu'on a le plus à craindre des suite d'une percussion violente de la tête, c'est une congestion sanguine, la rupture des vaisseaux, l'épanchement du sang et l'inflammation? On ne peut prévenir ces effets fâcheux qu'en diminuant le sang par la saignée. Les observateurs les plus instruits, regardent ce moyen curatif comme le plus efficace que l'on puisse employer, et leurs écrits sont remplis de faits qui en démontrent les avantages. Cependant un vomitif est quelquefois utile pour faire cesser l'état de torpeur dans lequel la commotion a jeté le blessé. Mais autant ce remède peut être avantageux contre la stupeur, autant il est redoutable dans le cas d'épanchement, ou lorsque les vaisseaux regorgent de sang; car en accélérant la circulation, en déterminant l'afflux du sang vers les parties supérieures, il augmenterait la distension des vaisseaux, et pourrait donner lieu à leur rupture; ou si l'épanchement existait déjà, il le rendrait promptement mortel en causant une plus grande effusion de sang. Aussi les praticiens éclairés n'usent-ils des vomitifs, dans le cas de commotion du cerveau, qu'avec la plus grande circonspection; et lorsqu'ils croient devoir y recourir, ils ne les administrent qu'après avoir pratiqué une ou plusieurs saignées.

Ici finit la réfutation de la Médecine *curative*. Que de choses j'aurais encore à dire! Mais n'est-ce pas assez que d'avoir eu le courage de m'occuper quelques instans d'un ouvrage maintenant oublié des malades qu'une confiance aveugle y fesait recourir, et confondu avec ces innombrables écrits que fit naître le charlatanisme? Heureux ô vous, mes chers compatriotes, si je puis, par ce faible opuscule que mon cœur vous dédie, vous sauver des dangers qui vous menacent encore! Tous les jours en effet, on voit des hommes ignorans et cupides, dont le nom passe à l'*immortalité* (*), enfanter les idées les plus contraires à l'art de guérir, et, par des termes fastueux

---

(*) « Le temple de l'immortalité a, selon moi, deux portes: la légitime, éclairée par un beau jour, est ouverte aux hommes de génie; la bâtarde, enveloppée de brouillards, sert du côté opposé, d'entrée aux charlatans, aux hypocrites, aux voleurs de réputation et aux grands sycophantes. » Note d'une

et d'une apparence spécieuse, fasciner le *peuple, et la classe élevée de la société, qui, à cet égard, se montre, s'il est permis de le dire, plus peuple que le peuple lui-même.*

---

satire qui a été imprimée l'an 1813, et qui n'a pas été assez connue. C'est dommage, ajoute avec raison M. Éméric dans son ouvrage sur la politesse, car elle roule presque tout entière sur les charlatans.

FIN.